DE LA VACCINE

PAR

LE DOCTEUR CIAUDO

Conservateur du Vaccin pour les Alpes-Maritimes

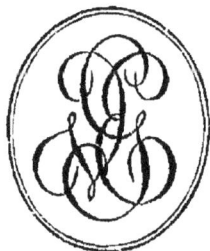

NICE

TYPOGRAPHIE ET STÉRÉOTYPIE V.-E. GAUTHIER ET Cᵉ

Descente de la Caserne, 1

1876

DE LA VACCINE

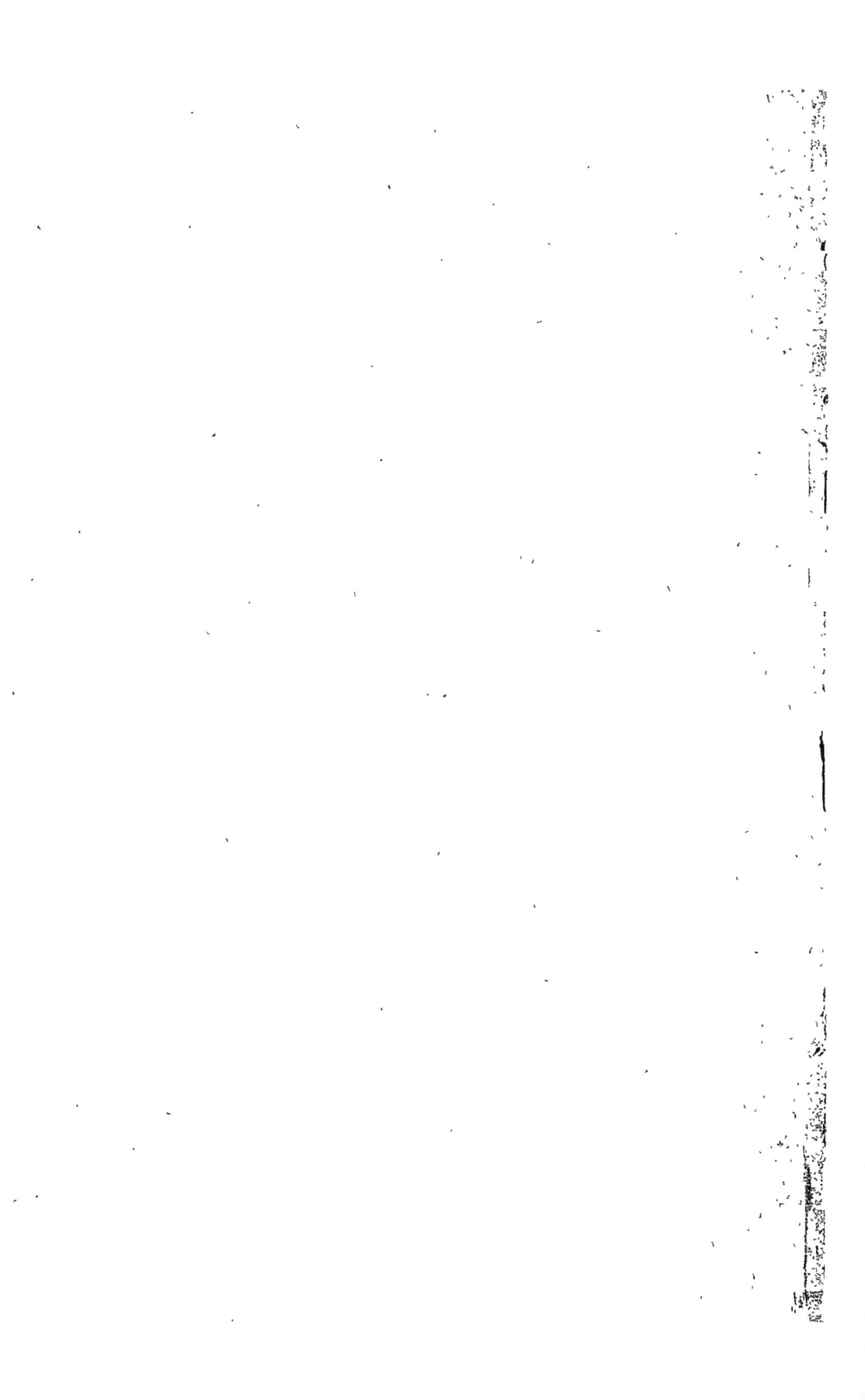

DE LA VACCINE

PAR

LE DOCTEUR CIAUDO

Conservateur du Vaccin pour les Alpes-Maritimes

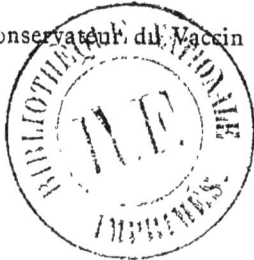

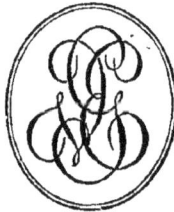

NICE

TYPOGRAPHIE ET STÉRÉOTYPIE V.-E. GAUTHIER ET Cᵉ

Descente de la Caserne, 1

1876

Nice.— Typ, V.-Eugène GAUTHIER et Cᵉ.

DE LA VACCINE

De tout temps, les épidémies de variole
avaient jeté l'effroi au milieu des populations ; de tout temps, elles avaient fait de
grands ravages. Aussi, lorsque le jour ar-
riva où les recherches incessantes des médecins, justement préoccupés, furent couron-
nées de succès ; le jour où l'immortel Jenner
proclama l'étonnante propriété anti-varioli-
que de la vaccine, ce fut un immense cri de
joie, et l'on put se croire désormais à l'abri
des atteintes de cette affreuse maladie. Il
n'en a rien été, cependant, et la variole a
continué à sévir, frappant, par intervalles,
des coups rédoutables. Voyez ce qui se passe,
pour ainsi dire, tous les ans en France et
dans les diverses contrées d'Europe ; et sans
porter nos regards au loin, n'avons-nous
pas vu, dans ces dernières années même,
la variole sévir d'une façon désastreuse au

milieu des pauvres populations de notre département?

C'est ainsi que, depuis l'année 1870, nous avons eu tour à tour des épidémies de variole dans les communes de Roure, d'Utelle, de Clans, de Beuil et quelques autres d'une moindre importance. Celles de Roure et de Clans, plus particulièrement, ont eu une gravité très grande, et comme je les ai vues et suivies de très près, je puis, avec connaissance de cause, en donner une description succincte.

L'épidémie débuta à Roure vers la fin du mois de mai 1870, mais jusqu'au 27 juin, elle n'avait fait que deux victimes et un petit nombre de malades, lorsque, le 30 juin, on compta quatre cadavres à la fois, parmi lesquels le maire lui-même, homme très vigoureux, âgé seulement de trente ans ! La maladie prenait en même temps des proportions graves. Qu'on se figure l'effroi de cette population de 500 habitants ! Déjà à cette époque, MM. les docteurs Salicis, Lombard et Gente s'étaient efforcés, par de sages et prudentes mesures, d'arrêter le fléau. M. le docteur Maurin, médecin des épidémies du département, s'était également rendu dans cette commune et signalait à M. le préfet le grave danger qu'il avait vu. C'est alors que je demandai à l'autorité départementale la mission d'aller combattre l'épidémie. Le 14 juillet, je me rendis donc à Roure; je me fixai au cœur même du village si gravement atteint, et vers la fin du même mois j'adressai à l'autorité un rapport dont voici quelques aperçus :

« La situation qui est faite à la commune de Roure par l'épidémie de variole est grave, monsieur le préfet, car cette maladie, qui est déjà, de sa nature, éminemment contagieuse, est ici entretenue et comme favorisée par la misère extrême qui afflige la population. La variole n'est pas la seule maladie régnante ; il y a, à côté d'elle, d'autres maladies ordinaires qui n'auraient rien de commun avec l'épidémie en cours, si elles ne ressentaient le contre-coup de celle-ci ; et les cas nombreux de variole eux-mêmes, qui s'annoncent de prime-abord généralement bénins, suivraient certainement une marche régulière et normale, si le caractère épidémique qu'ils ne tardent pas à revêtir, ne les rendait pas tous redoutables.

« Ainsi, l'on s'explique les 33 décès enregistrés depuis le commencement du fléau, et dont plus de la moitié appartiennent à la variole. Et présentement je visite tous les jours une cinquantaine de malades environ, dont les trois-quarts sont des varioleux, sur une population qui ne s'élève qu'à 500 habitants.

« Dans de pareilles circonstances, je devais, avant tout, m'attacher à ce que les mesures générales qu'avaient prises les con-

frères qui m'avaient précédé fussent conti-
nuées et exécutées le plus rigoureusement
possible. Des soins de désinfection sont pris
tous les jours : nettoyage et lavage des rues
et des maisons, fumigations avec des plantes
aromatiques, chlorure de chaux répandu
dans les pièces où se tiennent les malades,
feux en grand nombre allumés tous les soirs
sur plusieurs points du village. Tous les
jours, je m'efforce à isoler les malades et à
ne laisser auprès d'eux que les personnes
indispensables pour les soigner; mais il faut
bien l'avouer, l'isolement, qui est commandé
impérieusement par la nature de la maladie,
est trop souvent rendu impraticable par la
misère. Je me suis empressé d'employer
contre le mal les moyens curatifs (acide phé-
nique à l'intérieur et à l'extérieur), qui, mis
en avant tout récemment sur un vaste théâ-
tre (Paris), trop vaste, hélas ! par des hom-
mes qui font autorité dans la science, ont
donné de beaux résultats, et dont l'usage de
quelques jours seulement me fait entrevoir,
si je ne m'abuse, les bons effets. J'ai eu garde
de négliger les moyens justement appelés pré-
ventifs, chez tous ceux qui, en petit nombre,
grâce à mes prédécesseurs, je me plais à le
reconnaître, n'avaient pas été *revaccinés* ou
l'avaient été sans effet. »

Comme on voit, le danger était grand, la
mortalité augmentait sans cesse, malgré mes
efforts et ceux de mes courageux collabora-

teurs (1), car la variole *noire*, cette forme à la fois la plus hideuse et la plus terrible de la maladie, avait fait aussi son apparition et emportait rapidement plusieurs sujets à la fleur de l'âge, de telle sorte que j'avais à visiter tous les jours près de 60 malades et à déplorer encore plusieurs victimes. Cependant, vers la fin de la première quinzaine du mois d'août, l'épidémie subissait une décroissance considérable, qui s'accentua de plus en plus jusqu'à la fin août, époque à laquelle elle s'éteignit complétement.

En résumé, l'épidémie de variole, dont cette malheureuse population de Roure gardera longtemps le douloureux souvenir, est pour nous un grand enseignement.

Elle a fait, en effet, 38 victimes, dont la plupart étaient des adultes, les enfants n'ayant été atteints qu'en très petit nombre, ce qui était dû, évidemment, à ce que depuis l'annexion du Comté de Nice à la France, les enfants étaient généralement à Roure, comme dans toutes les autres parties du département, vaccinés régulièrement tous les ans.

(1) C'était M. Arduini, juge de paix à Saint-Sanveur, qui eut l'idée généreuse d'une souscription qui soulagea nombre de misères et dont la présence vint à plusieurs reprises relever le moral de cette pauvre population; c'étaient M. l'abbé Thaon, dont j'admirai l'abnégation toute évangélique; M. Faraut, adjoint; M. Ségur, garde-pêche, et surtout M. Jules Mallet, dont l'énergie et le dévoûment avaient quelque chose d'extraordinaire. Que ces personnes me permettent de leur adresser ici publiquement, avec mes félicitations, mes remercîments les plus sincères.

D'autre part, j'ai eu occasion de constater que la maladie prenait un caractère bénin toutes les fois qu'elle s'attaquait à un sujet vacciné ou revacciné; qu'elle devenait grave chez ceux qui avaient été vaccinés seulement et presque invariablement mortelle chez ceux qui n'avaient pas même été vaccinés dans leur enfance.

L'épidémie de Clans, plus récente, a suivi, à peu de chose.près, la même marche que celle de Roure. Elle se déclara vers la fin du mois de juillet dernier, apportée par un enfant venu du dehors et qui présenta une variole confluente. Bientôt après, plusieurs cas de variole se manifestaient, et l'épidémie emportait coup sur coup une petite fille et trois femmes âgées de moins de trente ans et mères de famille.

Le 22 août, j'accompagne M. le docteur Maurin à Clans, où nous constatons la présence d'une trentaine de malades, dont plus de la moitié atteints de variole; les autres, comme toujours, affectés de maladies intercurrentes, se ressentant de l'élément épidémique. Inutile de dire que nous procédâmes à des vaccinations et à des revaccinations, en en conseillant, avec instance, la continuation.

Cependant, l'épidémie continua à sévir; le 7 septembre, on comptait déjà treize personnes décédées depuis la fin juillet; le chiffre des varioleux grossissait avec rapidité ; le maire lui-même était atteint dans son dévoûment, en dépit de la revaccination que j'avais opérée moi-même sur lui ; je me hâte d'ajouter cependant que la maladie était discrète, grâce à cette dernière, sans doute, et que ce digne fonctionnaire ne subissait point le sort malheureux de son collègue de Roure. C'est alors qu'arrivait à Clans M. le docteur Fabry, envoyé par M. le préfet, avec mission d'y combattre l'épidémie, concurremment avec le médecin de la localité ; le docteur Gente, médecin des épidémies pour l'arrondissement de Puget-Théniers, s'y rendait également, le 15 septembre, pour constater la gravité de la situation.

Il y avait eu, jusqu'à ce jour, 66 malades, dont 42 de variole. On avait eu 17 décès, dont 11 de la variole ; les malades existants étaient de 30, nombre qui s'accroît encore dans la deuxième quinzaine de septembre.

En octobre, légère atténuation. — Recrudescence en novembre et décembre avec nouveaux décès. Enfin, en janvier, l'état sanitaire s'améliore sensiblement. A la fin du mois, l'épidémie a cessé.

Ainsi donc, sur une population de 840 habitants, la variole en a frappé 125, sur lesquels 29 sont morts. Même remarque que pour Roure, quant à l'âge des personnes atteintes ; plus de la moitié, en effet, dépassait 15 ans. La variole a été fatale à quatre

personnes âgées, savoir : 2 de 48 ans, 1 de
49 et la quatrième de 57 ans.

*Comme à Roure, il a été constaté que la
variole, bénigne chez les sujets vaccinés et
revaccinés, était grave et quelque fois mortelle chez les sujets vaccinés, et mortelle chez
ceux qui n'avaient pas été vaccinés dans leur
enfance. La variole noire a fait trois victimes, dont deux n'avaient jamais été vac-
cinées.*

On le voit, nous n'avons contre la variole
de meilleur remède que le vaccin ; et, il faut
bien le dire, si cette maladie sévit encore
de nos jours d'une façon aussi meurtrière et
aussi fréquente, c'est parce qu'on ne pratique pas la vaccination et la revaccination
comme on devrait le faire. Y a-t-il en cela
négligence seulement, ou bien est-ce plutôt
parce qu'on ignore généralement les bien-
faits de la vaccine ?

Dans cette double hypothèse, l'idée m'est
venue, lorsque déjà le printemps s'annonce,
d'écrire ces quelques pages dans le but de
répandre et vulgariser la connaissance et
l'usage du précieux préservatif, dont on a
bien voulu me confier la conservation pour
la sauvegarde de notre département.

J'étudierai donc brièvement l'origine de la
vaccine, les conditions dans lesquelles il faut
se placer pour procéder aux vaccinations,
la façon dont on doit vacciner, le développement de la vaccine, les soins à donner aux

enfants vaccinés, enfin l'efficacité de la vaccine, l'importance des revaccinations et la
lacune de la législation en ce qui regarde la
vaccine.

I

Origine de la Vaccine

Au commencement du siècle dernier, on
en était encore réduit à essayer contre la
variole une infinité de moyens qui tous
échouaient également, lorsque en 1821, une
femme, lady Montaguë, importa de Cons-
tantinople en Angleterre l'*Inoculation variolique*, opération qui consistait à donner
la variole aux personnes saines pour les en
préserver....

Cette pratique entraîna l'adhésion de bien
des médecins et de gens du monde et fut généralement suivie en Europe. Mais on en
reconnut bientôt les graves dangers ; aussi
lorsque Jenner annonça la vertu préservatrice de la vaccine, il produisit une vérita-
ble révolution, et s'il y eut un moment de
surprise, il fut de courte durée, car bientôt
la publication de ses résultats et celle des
expériences faites par d'autres médecins cé-
lèbres, George Pearson, William, Wood-
ville, Aïkin, Baïllie, etc., qu'il avait entraî-
nés, firent cesser toute hésitation. L'inoculation variolique était proscrite et faisait
place à la vaccine.

C'est donc à Jenner, médecin anglais, que revient la gloire d'avoir découvert la vaccine, le préservatif souverain de la variole. Il fit sa première vaccination le 14 mai 1796 sur un enfant de huit ans, au moyen d'une jeune femme, Sarah Nelmes, servante chez un fermier, qui avait le *cow-pox* ou petite vérole des vaches. Le cow-pox a son origine chez les chevaux, lesquels sont souvent, au printemps, affectés de *greuse*, ou soit *eaux aux jambes*. Les garçons d'écurie anglais pansent les chevaux et vont traire également les vaches, communiquant ainsi au pis de celle-ci, par leurs doigts souillés, la maladie en cours, qui devient le cow-pox, que la servante Sarah Nelmes avait contracté, devenant ainsi le point de départ de l'immortelle découverte du médecin anglais. Celui-ci fit d'autres vaccinations; plusieurs médecins de ses contemporains se rangèrent, ainsi que je l'ai dit, à ses idées, qu'on accepta généralement en Angleterre en 1798, époque à laquelle Jenner publia les résultats qu'il avait obtenus. En 1800, la vaccination avait pris droit de domicile en France, d'où elle s'étendit successivement dans tous les pays.

II

Conditions dans lesquelles il faut se placer pour procéder aux vaccinations.

On vaccine surtout les enfants et l'on comprend l'importance qu'il y a à les vacciner au plus tôt. Il faut cependant attendre généralement le troisième mois, car, avant cet âge, la variole est très rare ; d'autre part, les enfants sont toujours trop faibles avant cette époque et peuvent être en la puissance de la syphilis. Si l'on est obligé de vacciner de bonne heure, il convient de ne faire qu'une piqûre à chaque bras.

Il faut rechercher de bonnes conditions de santé chez ceux qu'on veut vacciner ; cependant, s'il y a menace d'épidémie et à plus forte raison si celle-ci est confirmée, il faut, ainsi que je le dirai plus loin, vacciner tout le monde sans distinction, ceux-là même qui sont gravement malades.

On vaccine habituellement au printemps et en automne, car on évite ainsi les grands froids et les fortes chaleurs, également contraires au bon développement de la vaccine. S'il y a épidémie, l'on doit vacciner, quelle que soit l'époque de l'année.

En temps ordinaire, on doit prendre le vaccin chez des enfants bien portants et vigoureux, à pustules belles, larges et fleuries,

ainsi que le dit si élégamment Trousseau ; ce
n'est qu'en temps d'épidémie que, ne pouvant
d'ailleurs faire autrement, il faudrait, sans
hésitation, avoir recours au vaccin d'un enfant chétif. Dans les deux cas, néanmoins,
on fera l'examen le plus minutieux de l'enfant qui sert à recueillir du vaccin, et
l'on s'assurera s'il ne présente pas d'accidents syphilitiques et s'il n'est pas issu de
parents syphilitiques. La transmission de la
vérole par le vaccin, en effet, n'est que trop
démontrée, et l'on frémit à la lecture des
faits signalés par Marone, Cérioli, Depaul
et Trousseau, dans ces derniers temps (1).
Je le répète, l'examen de l'enfant vaccinifère
ne sera jamais trop approfondi au point de
vue de cette affreuse maladie ; il convient,
d'ailleurs, de se servir d'un enfant qui a
atteint son quatrième ou cinquième mois,
car, à cet âge, la syphilis héréditaire se ma-
nifeste habituellement, et inutile de dire
qu'il faut l'éloigner si l'on a le moindre
soupçon, et à plus forte raison, s'il y a déjà
des manifestations morbides.

Déjà Jenner avait reconnu que le vaccin
avait sa plus grande énergie au cinquième
jour de son développement, et cette opinion

(1) On a cependant beaucoup exagéré le danger de
transmission des maladies diathésiques, et en particulier
de la syphilis. On ne doit, selon certains auteurs, avoir
d'appréhension quand l'on a soin d'éviter d'inoculer avec
le vaccin du sang du vaccinifère. C'est là, du reste, une
question de la plus grande importance, que j'étudierai
plus tard.

a été adoptée par la plupart des praticiens qui se sont occupés de vaccine, en particulier par Delaroque, Bousquet et Trousseau, et l'un de nos poètes les plus illustres, Casimir Delavigne, s'en est fait l'éloquent interprète par ces beaux vers :

Puisez le germe heureux dans sa fraîcheur première,
Quand le soleil *cinq* fois à fourni sa carrière.

III

Comment on doit vacciner

On tend la peau du bras et l'on fait deux ou trois piqûres à chaque bras. Il est bien démontré aujourd'hui que plusieurs piqûres rendent l'immunité plus complète (Marson, Lasègue). Chez les nouveaux-nés cependant, s'il faut les vacciner de bonne heure, on ne fera qu'une seule piqûre à chaque bras, afin d'éviter les accidents qui peuvent résulter à cet âge de plusieurs piqûres. Le lieu d'élection est au-dessous du deltoïde ; là, en effet, les cicatrices ne sont pas apparentes et la constatation de la vaccination devient facile et commode au médecin certificateur. Je ne parlerai pas ici de la vaccination par frottement, par l'application d'un vésicatoire, par une plaie, etc... Ce sont là des procédés qu'il faut mettre de côté pour ne s'en tenir qu'aux piqûres, qui sont le moyen le plus simple, le plus facile et le moins douloureux.

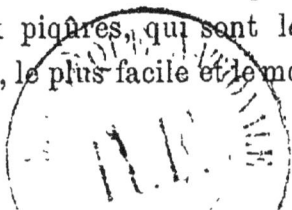

Il faut se garder de vacciner à la partie interne des jambes, surtout chez les jeunes filles, encore moins sur l'épaule et près du coude, car il en résulterait des cicatrices que les usages de toilette révéleraient d'une façon bien désagréable... La meilleure vaccination est celle que l'on pratique de bras à bras au moyen d'un enfant qui présente les conditions que j'ai décrites. A défaut, on se servirait d'un vaccin placé entre deux plaques ou dans des tubes capillaires, qui a été ainsi conservé à l'abri de l'air, de la lumière, de la chaleur et de l'humidité.

La lancette chargée de vaccin, soit qu'on l'ait plongée dans une pustule vaccinale (1), soit qu'on ait pris du vaccin sur une plaque, fait, au lieu d'élection et à une petite distance l'une de l'autre, deux ou trois petites ponctions de 2 millimètres environ de profondeur, de façon à ne pas dépasser le corps papillaire ; on laisse la lancette un instant en place à chaque piqûre, et l'on essuye l'instrument sur la plaie ; une goutte de sang à peine s'écoule. Mais on se rappellera bien que l'écoulement du sang n'est point nécessaire, il s'en faut, contrairement à ce qu'on croyait jadis et à ce qui se pratique encore aujourd'hui. Certains praticiens, en effet, ne croiraient pas avoir vacciné conve-

---

(1) Il est bien démontré aujourd'hui, quoiqu'en disent certains auteurs, que le vaccin humain est de beaucoup supérieur, comme qualité, au vaccin animal.

nablement les enfants, s'ils n'avaient donné des coups de lancette bien prononcés et n'avaient ainsi fait couler du sang. Eh bien ! cette façon d'opérer fait souffrir inutilement les enfants et risque fort de compromettre la vaccination. L'opération, je le répète, doit être faite d'une manière rapide, légère et nullement douloureuse, à tel point que les piqûres soient toujours très superficielles et que les enfants endormis ne se réveillent point. L'opération faite, on laissera quelques instants les petites plaies à l'air ; le sang se desséchera, s'il y en a, après quoi l'on entourera le bras d'un linge fin maintenu en place au moyen d'un petit bandage circulaire modérément serré.

On croit généralement que les enfants chez lesquels on prend du vaccin sont exposés à des inconvénients. Il n'en est rien ; l'enlèvement du fluide n'est certes pas une opération utile à l'enfant, mais ne saurait tout au plus que le fatiguer. La vaccination de l'enfant ne subit pas d'atteinte et l'opération elle-même n'est ni douloureuse ni susceptible d'augmenter l'inflammation du bras.

IV·

Développement de la Vaccine

Je ne crois pas devoir insister ici sur la marche de la vaccine. Je dirai seulement que, vers le 3ᵉ jour environ, on aperçoit et l'on sent avec le doigt, à l'endroit des piqûres, de petites saillies rougeâtres de la peau, qui s'accroissent assez rapidement, de façon à devenir successivement circulaires, ombiliquées, puis applaties et blanchâtres : ces élévations sont devenues, vers le septième jour, des pustules ; leur dessication commencera le 12ᵉ jour ; les croûtes se forment, et en tombant vers le 22ᵉ jour, laissent des cicatrices qui ne s'effaceront jamais. C'est là la vaccine *vraie*. Dans la *fausse* vaccine, la suppuration survient dès le lendemain, une croûte se forme et tombe au bout de cinq à six jours.

Si l'on a affaire à des enfants réfractaires, il faut insister jusqu'à ce que l'on ait obtenu de belles pustules.

V

Soins à donner anx enfants vaccinés

Ainsi que je l'ai dit, il convient d'entourer les bras qui ont été le siége des piqûres

vaccinales d'un linge fin. Cette précaution
n'est cependant pas indispensable ; il importe surtout d'éviter que les bras ne subis-
sent les frottements d'un linge en laine ou
d'un tissu trop grossier ; il faut laisser les
bras libres dans un vêtement large. On
tiendra les enfants à une chaleur modérée
et on ne leur donnera qu'une nourriture
modérée. Si les vaccinations ont été faites
par une température basse, entourer les
bras de ouate et de vêtements chauds et ne
pas les exposer à l'air du dehors. On favori-
sera ainsi le développement de la vaccine
même au cœur de l'hiver ; il est vrai qu'on
ne verra éclore les pustules qu'au bout de
huit à dix jours au lieu de les voir se pro-
duire dès les premiers jours. Au printemps
et au commencement de l'automne, les vaccinations donnent lieu, généralement, à une
belle vaccine sans l'aide de toutes ces pré-
cautions. Il faut cependant bien le dire, les
piqûres vaccinales sont suivies quelquefois
de certains accidents, tels que le gonflement
des ganglions de l'aisselle, une fièvre assez
forte; mais ces accidents n'ont pas d'importance et des lotions émollientes et des cata-
plasmes les font promptement disparaître.
Rarement on voit des adénites axillaires,
des abcès de l'aisselle, des érysipèles. Quant
à la syphilis, il n'est que trop démontré,
ainsi que je l'ai dit, qu'on peut, par la vaccine, en faire l'inoculation. C'est aux méde-

cins vaccinateurs à veiller et à procéder à
un examen des plus minutieux sur les enfants dont ils veulent se servir pour recueillir le vaccin.

VI

Efficacité de la vaccine. — Revaccinations.
Lacune de la législation.

La vertu préservatrice de la vaccine est
aujourd'hui un fait acquis à la science. Ce
que l'on a appelé le *procès de la vaccine*
n'est guère plus possible aujourd'hui, et l'on
serait mal venu de s'attaquer à elle comme
au temps de Jenner, de considérer avec Rha-
zès la variole comme une dépuration du
sang et de rééditer les théories d'Hoffmann,
de Willis, de Hahn, etc., par lesquelles on
arrivait à cette conclusion : la variole est
nécessaire et la vaccination, au lieu de ré-
duire la mortalité, l'a augmentée !... Il est
vrai que ces savants s'appelaient eux-mêmes
des *vaccinophobes*.

Les services que la vaccine rend à
l'humanité sont aujourd'hui incontestables.
C'est dans les épidémies, en effet, et nous
l'avons vu plus particulièrement dans celles
de Roure et de Clans, qu'on a constaté
qu'un grand nombre de vaccines sont un
préservatif aussi sûr que la variole elle-

même. Ce n'est qu'exceptionnellement qu'on voit la variole atteindre ceux qui ont été soumis à la vaccination. Mais de ce que le plus grand nombre des vaccinés se trouvent préservés et susceptibles de traverser une épidémie sans être atteints en aucune façon, il ne s'ensuit pas qu'une minorité considérable ne soit loin de jouir des mêmes bénéfices et ne soit exposée aux attaques de la maladie épidémique. Le danger est réel et il s'agit de l'éviter. Nous ne connaissons point, dit Steinbrenner, les causes de cette non préservation : ce sont certains états de l'organisme, certaines maladies chroniques, qui, en affaiblissant les individus, les ont placés dans de mauvaises conditions ; c'est l'insuffisance d'un vaccin affaibli. Quoi qu'il en soit, ce qu'il importe de savoir, c'est que si la vaccine en temps ordinaire n'est pas absolument et constamment préservatrice, elle atténue considérablement les coups portés par la maladie, la variole devient souvent varioloïde et la mortalité est bien moins grande. Il n'en est plus de même en temps d'épidémie, car alors l'élément variolique frappe mortellement des individus qui auraient résisté dans des temps ordinaires. D'où résulte l'utilité incontestable des *revaccinations*, surtout lorsqu'une épidémie éclate.

Jenner avait déjà reconnu la nécessité de revenir, après un certain temps, à une se-

conde inoculation du vaccin. Cette nécessité
des revaccinations fut reconnue promptement dans les pays du Nord de l'Europe :
Suède, Danemark et surtout Allemagne ;
dans ce dernier pays, plus particulièrement,
dès 1823, on n'incorporait aucun soldat à
l'armée active sans l'avoir au préalable soumis à la revaccination.

En France, tour à tour acceptée et com-
battue par les esprits les plus éminents, elle
est enfin devenue d'hygiène publique.

Ainsi que je l'ai dit, utiles en temps ordinaire, les revaccinations sont d'une rigou-
reuse nécessité en temps d'épidémie et l'on
doit les pratiquer en masse. Si un premier
essai de revaccination n'a rien produit, il
faut, en temps d'épidémie surtout, se hâter
d'en faire de nouveaux jusqu'à ce que l'on
ait obtenu un résultat satisfaisant. On dit
bien, à la vérité, que si la revaccination
pratiquée une, deux, trois fois, ne réussit
pas, c'est parce que la première vaccination,
celle de l'enfance, n'a pas perdu ses proprié-
tés ; mais j'ai vu, pour mon compte, à Roure,
plus particulièrement, trois essais rester in-
fructueux, et la quatrième tentative être
suivie de succès... Il importe de savoir,
d'autre part, que, s'il n'y a d'incompatibilité
entre la vaccine et la variole que du 5ᵉ au
7ᵉ jour de celle-ci, et si les deux maladies
peuvent se développer simultanément sans
s'influencer l'une l'autre (expériences de

Wodville, Bousquet et Trousseau), si on vaccine pendant la période d'incubation de la variole, celle-ci est modifiée et devient varioloïde. Cette dernière assertion, qui est de Zandyck et dont l'importance, pour la pratique, n'échappe à personne, a été confirmée par les résultats obtenus par Rayer, Hérard, Tardieu. Ce sont là des mesures dictées par la prudence, qu'on doit négliger d'autant moins qu'elles ne présentent aucun inconvénient, et s'il y a épidémie, je le répète, les revaccinations doivent être faites même chez les sujets qui ont eu une très belle vaccine d'enfance, et chez ceux-là mêmes qui auraient été revaccinés depuis peu de temps.

Le vaccin ne donnant plus qu'une immunité temporaire, au bout de combien de temps faut-il revacciner ? Jenner, ainsi que je l'ai dit, avait déjà démontré que l'efficacité du vaccin était limitée. En 1804, Godson ne lui accordait qu'une efficacité de trois ans ; mais on ne tarda pas à s'apercevoir qu'elle allait plus loin. On s'efforça donc de la préciser, et Caillot lui donna une limite de 10 à 12 ans, Boulu de 14 à 15, Berland de 17 à 18, et Genouil de 20 à 25. La vérité est qu'on ne peut rien préciser, ainsi que l'ont fort bien démontré les essais de Trousseau sur sa propre famille. Nous dirons cependant avec ce dernier, et avec Caillot et Marc d'Epine, qu'il est prudent de se faire revacciner de 10 à 15 ans.

Il faut revacciner même au-delà de 35 ans
(Vleninckx) ; car, ainsi que nous l'avons
vu pour Roure et pour Clans, les exemples
de variole chez les individus de 50 et 60 ans
ne sont que trop communs. Bref, en temps
d'épidémie, je le répète une troisième fois,
il *faut revacciner tout le monde.*

Il faut bien admettre que si les personnes inoculées ne sont préservées que pour un
temps fort court et si les revaccinations ne
réussissent pas toujours, cela tient à ce que
le vaccin est devenu aujourd'hui moins
actif, les virus s'affaiblissant à travers les
générations. Mais il s'affaiblit aussi, parce
que, au lieu de le prendre le 5e jour, on le
prend souvent le 8e et le 9e ; il s'affaiblit
aussi, parce que, souvent, les vaccinateurs
ne tiennent pas assez compte des conditions
dans lesquelles sont placés les individus que
l'on vaccine. Quoi qu'il en soit, il importe
évidemment de renouveler le vaccin et
d'avoir, à cet effet, recours au *cow-pox.*
L'administration se charge, à cet égard,
de prendre les mesures nécessaires, en en-
tretenant le *cow-pox* sur des génisses, par
des inoculations souvent répétées. Il s'ensuit
que, grâce à elle, le vaccin, ainsi régénéré,
est toujours aussi pur et actif que possible
et tenu à la disposition du public.

D'où vient donc qu'aujourd'hui encore on
se refuse de recourir à un remède qui, seul,
peut préserver d'une des maladies les plus

meurtrières ? Bien souvent il m'arrive, dans la pratique, de rencontrer des enfants, des jeunes gens, des adultes même, qui n'ont jamais été vaccinés, et je frémis à la pensée des ravages effroyables que la maladie peut faire quand elle s'implante dans de tels milieux, ces individus, non vaccinés, devenant de véritables foyers d'épidémie. Certes, les parents coupables d'une telle négligence ne se rendent pas compte de la grave responsabilité qu'ils assument..... Que la maladie survienne et leurs enfants seront rapidement emportés laissant après eux les germes d'une des plus terribles épidémies, qui ne comptera pas les victimes et décimera les populations, surtout si on ne se hâte pas de venir à leur secours au moyen des revaccinations en masse. Il faut bien le dire, les revaccinations, moins encore que les vaccinations, ne sont point passées dans les habitudes des populations, et malgré les louables efforts des médecins et des administrateurs eux-mêmes, qui, tous, s'évertuent à faire comprendre aux populations que là seulement est le salut ; que les revaccinations seules sont capables de les préserver de l'épidémie, en circonscrivant et en arrêtant celle-ci dans sa marche, on se refuse à recourir à ce préservatif. Cet état de choses est profondément regrettable et appelle une réforme sérieuse et prompte.

On parle beaucoup aujourd'hui *d'instruc-*

tion obligatoire, et je l'accepte pour mon compte avec empressement (qu'on me permette cette légère excursion sur le terrain politique), mais pourquoi n'imposerait-on pas également la vaccination et la revaccination par une loi? Voyez ce qui se passe, à cet égard, chez les nations voisines?

En Angleterre, c'est depuis 1867 que la loi enjoint aux parents de faire vacciner leurs enfants avant qu'ils aient atteint l'âge de trois mois, de les rapporter au vaccinateur, afin que celui-ci examine si le résultat est satisfaisant, si la vaccination est réelle, et la loi punit d'une amende celui qui refuse du vaccin au vaccinateur.

Les Allemands n'ont-ils pas, en 1874, promulgué une loi qui, après avoir ordonné la vaccine obligatoire, rend responsables de l'inexécution de cette loi parents, instituteurs, médecins; et après avoir prononcé des amendes de 25 à 360 marcs, ajoute même la peine de la détention pendant trois jours?

En Russie aussi, on trouve l'obligation de la vaccine; il y a, dans chaque district, des médecins chargés de vacciner tous les habitants sans distinction.

La France ne saurait rester en arrière des autres nations quand il s'agit de progrès; elle doit se hâter de suivre l'exemple que lui donnent les nations voisines; nos assemblées politiques doivent au plus tôt combler la lacune considérable qui existe, à cet égard dans la législation, et nous devons d'autant plus nous hâter que les épidémies de variole semblent, depuis quelques années, devenir de plus en plus nombreuses et meurtrières. La loi de la *Vaccination obligatoire* sera une loi à la fois protectrice et libérale.

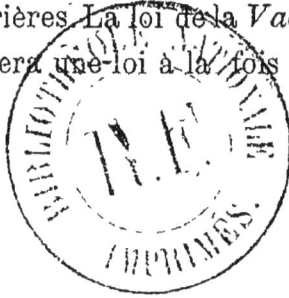

———oo♦oo———

Nice. — Typographie V.-Eugène GAUTHIER et Cᵉ,

Nice.— Typ. V.-Eugène GAUTHIER et Cᵉ.

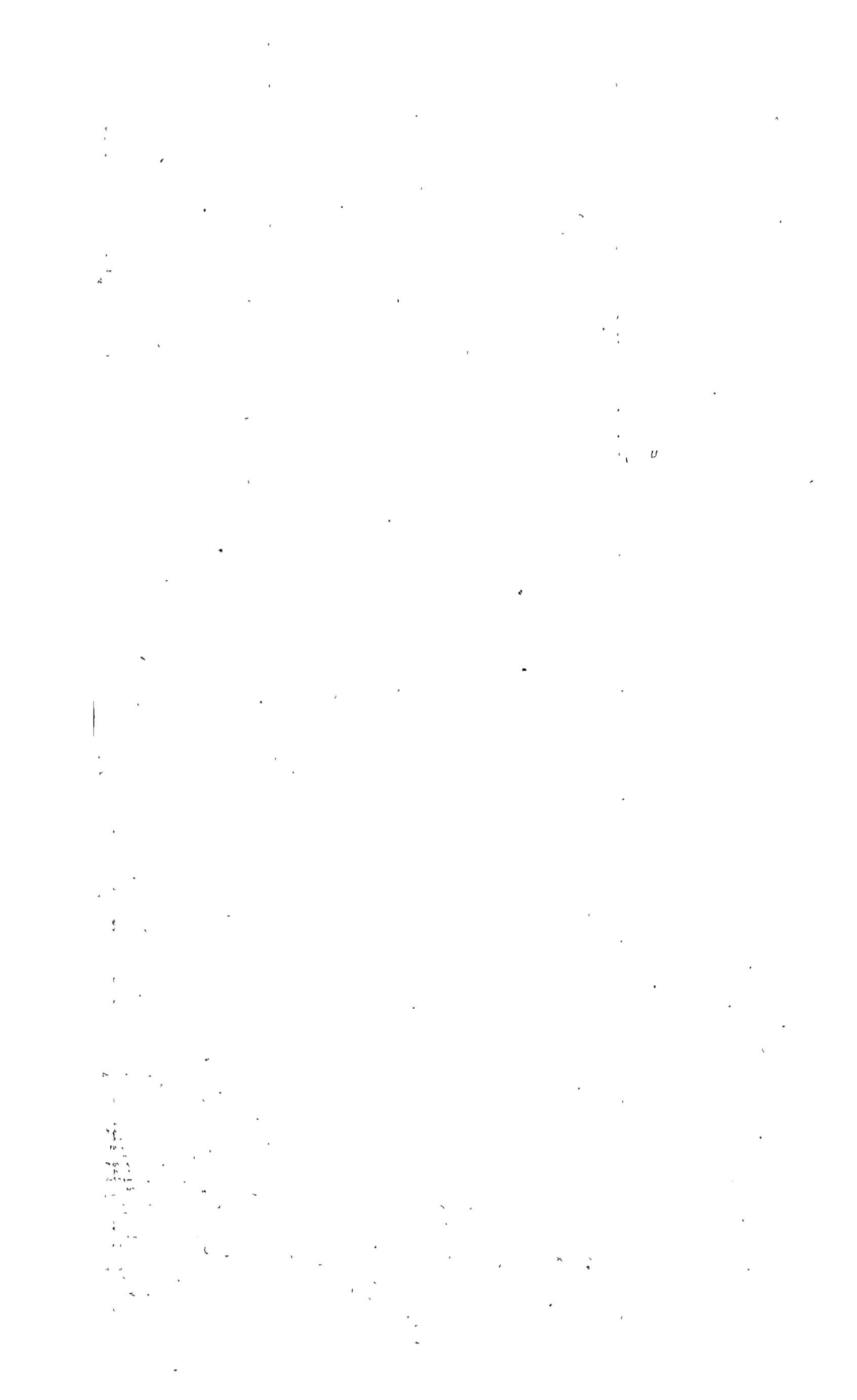

www.ingramcontent.com/pod-product-compliance
Lightning Source LLC
Chambersburg PA
CBHW060505210326
41520CB00015B/4100